목차

몬스테라	2	엉겅퀴	14
히아신스	3	수레국화	15
카네이션	4	산세비에리아	16
선인장	5	팬지	17
시클라멘	6	라눙쿨루스	18
사랑초	7	개운죽	19
아네모네	8	아마릴리스	20
편백나무	9	포인세티아	21
제라늄	10	구근베고니아	22
마리골드	11	스킨답서스	23
홍학꽃	12	군자란	24
거베라	13		

갈라진 잎의 몬스테라

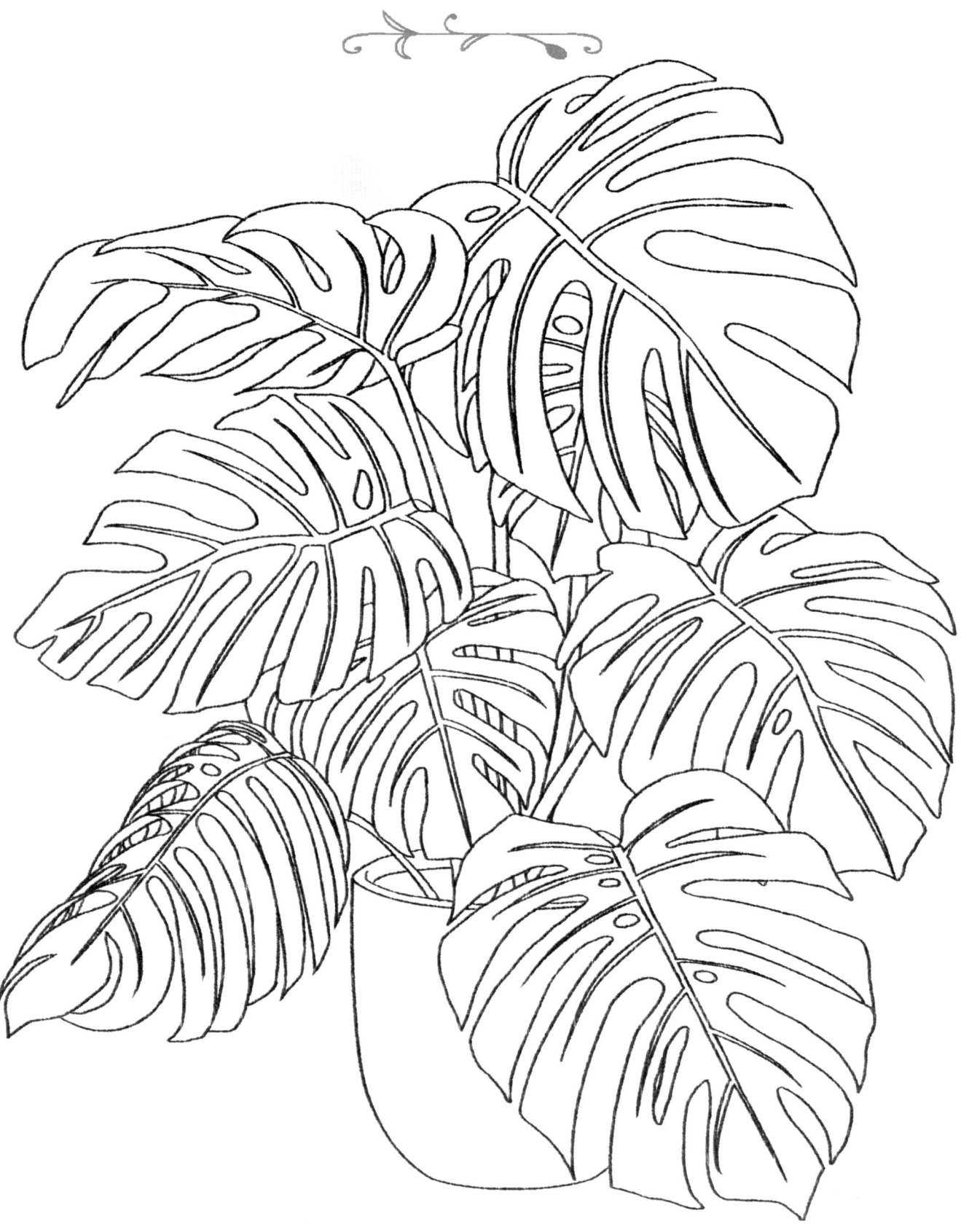

몬스테라의 갈라진 잎을 보면 어떤 생각이 드나요?

향이 강하고 좋은 히아신스

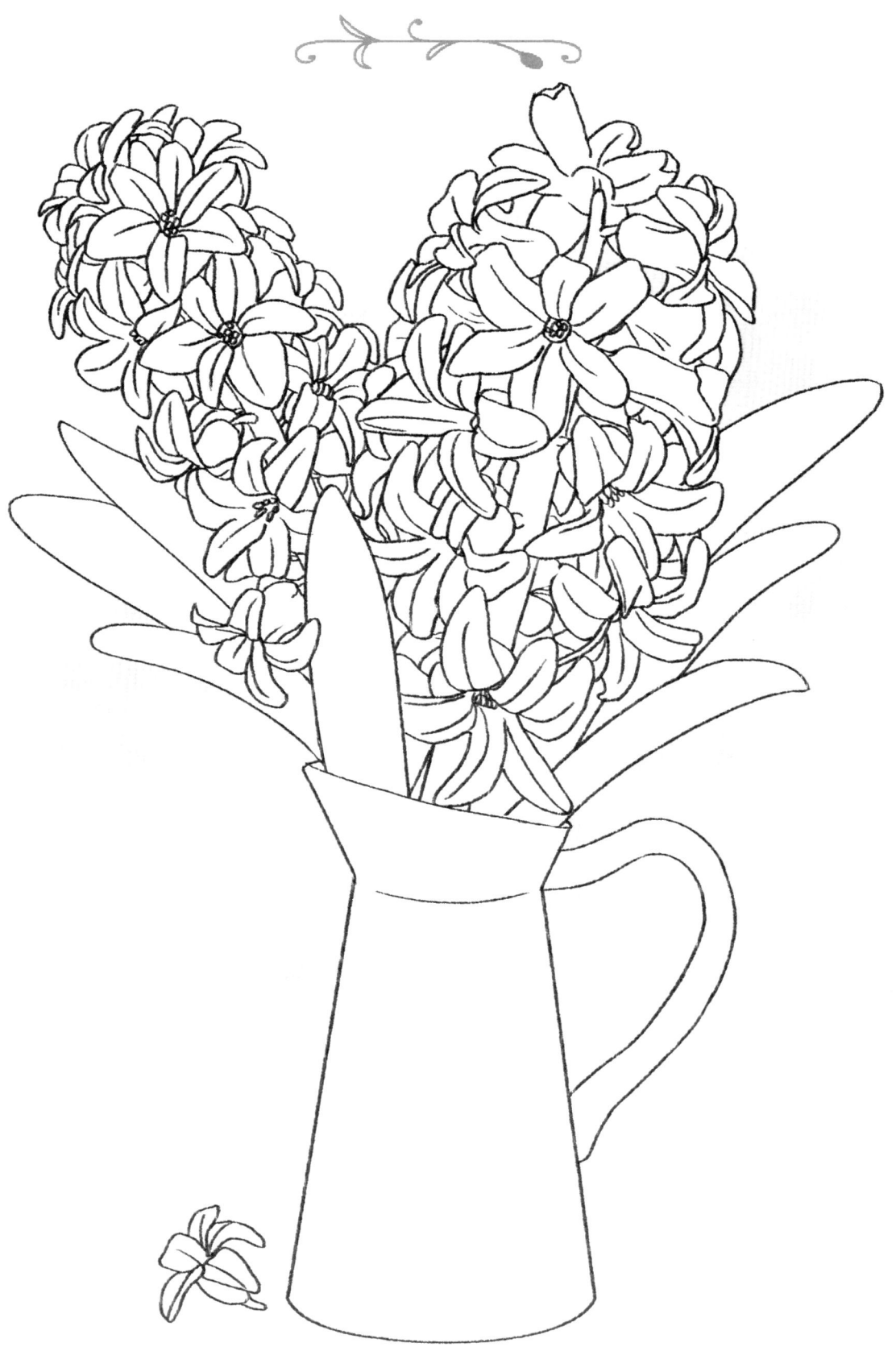

나는 어떤 향을 좋아하나요?

어버이날 기념화, 카네이션

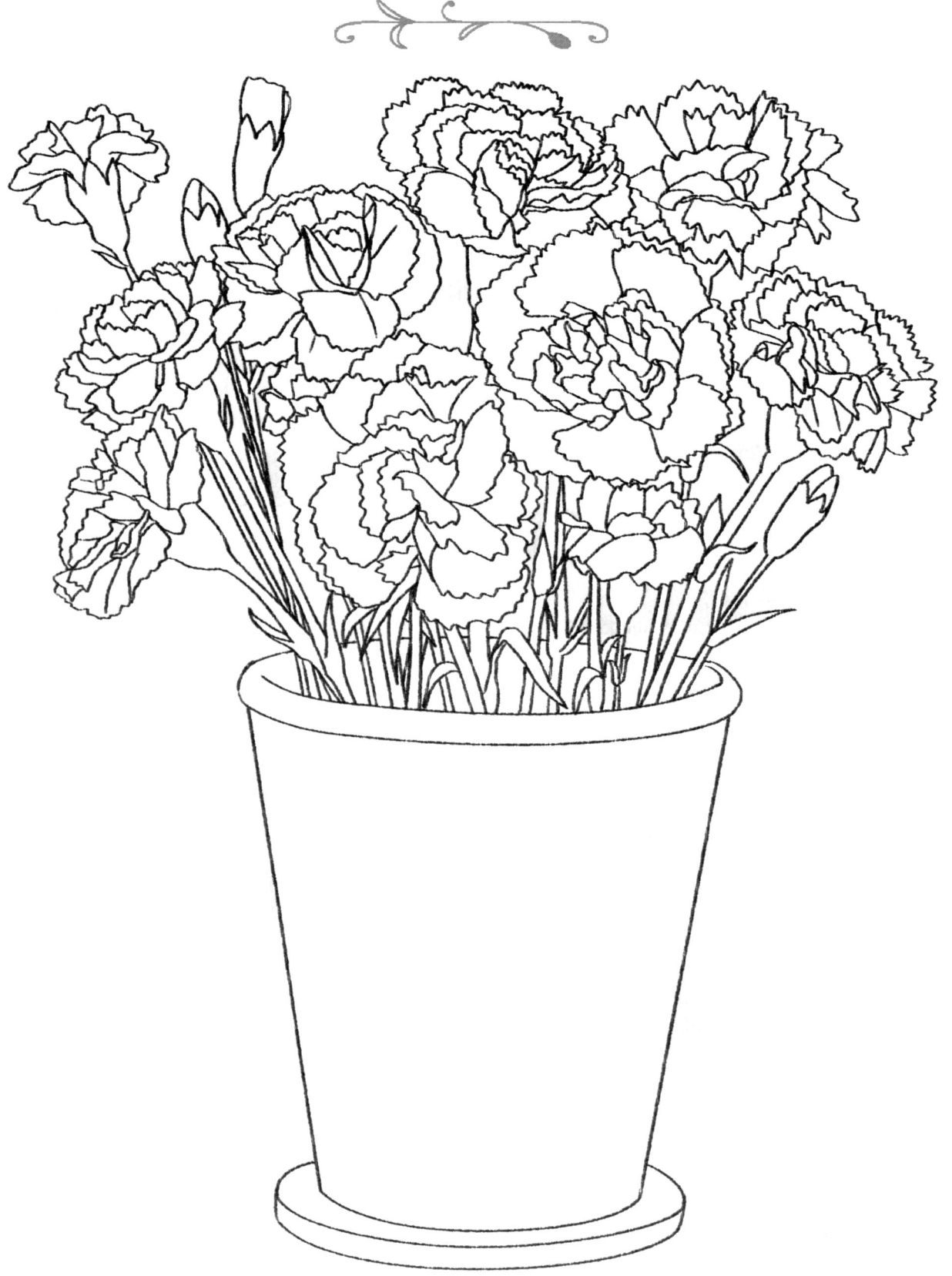

카네이션을 선물하거나 받아본 적이 있나요?

뾰족한 가시를 지닌 선인장

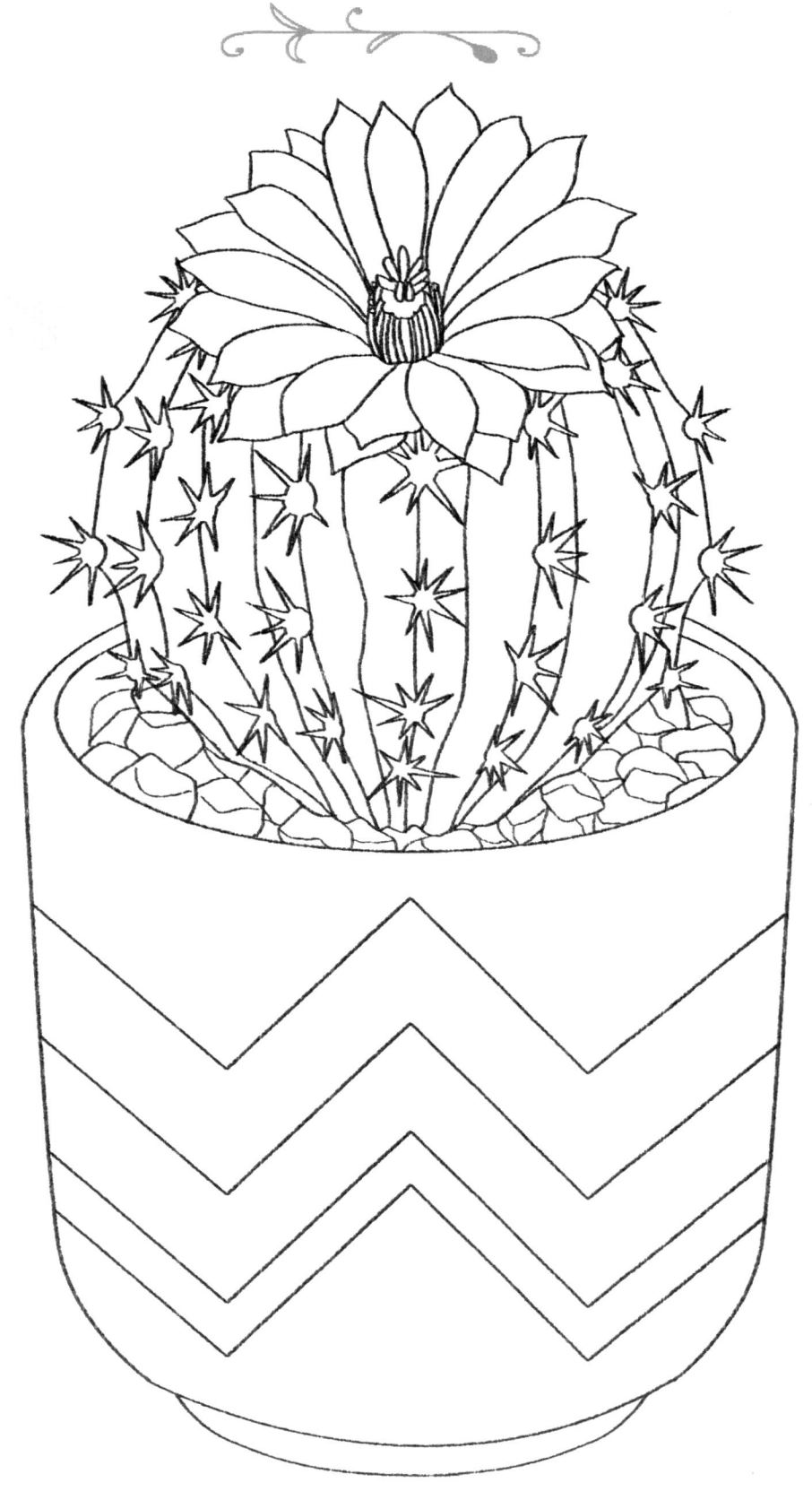

특이하다고 생각하는 식물이 있나요?

서늘한 곳을 좋아하는 시클라멘

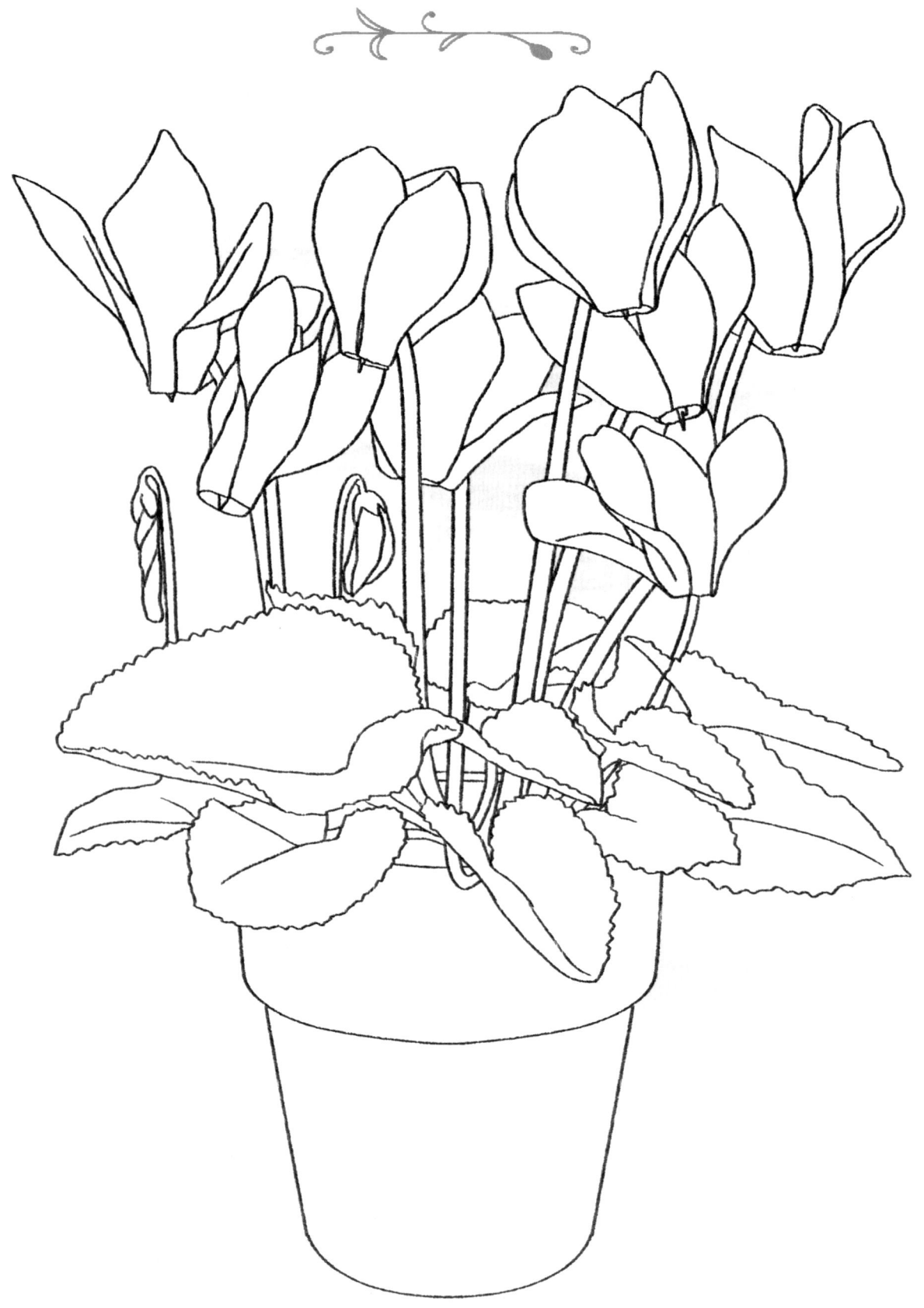

겨울에 피는 꽃을 한 가지 이상 말씀해 보세요.

토끼풀을 닮은 사랑초

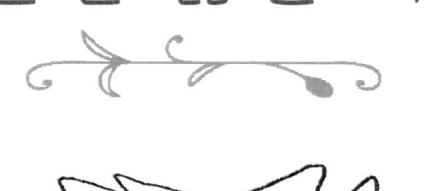

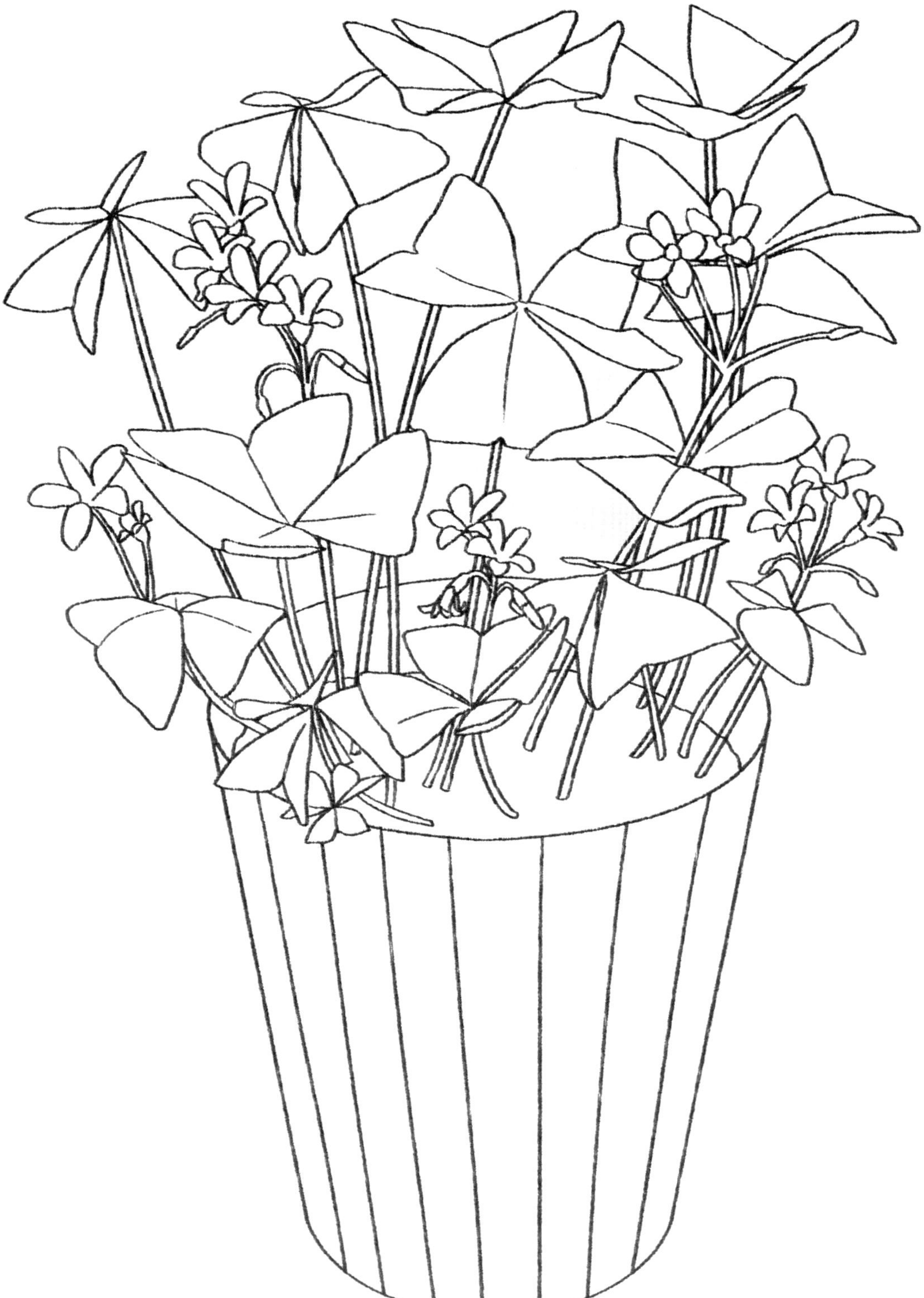

식물과 관련된 추억이 있으신가요?

다양한 색을 지닌 아네모네

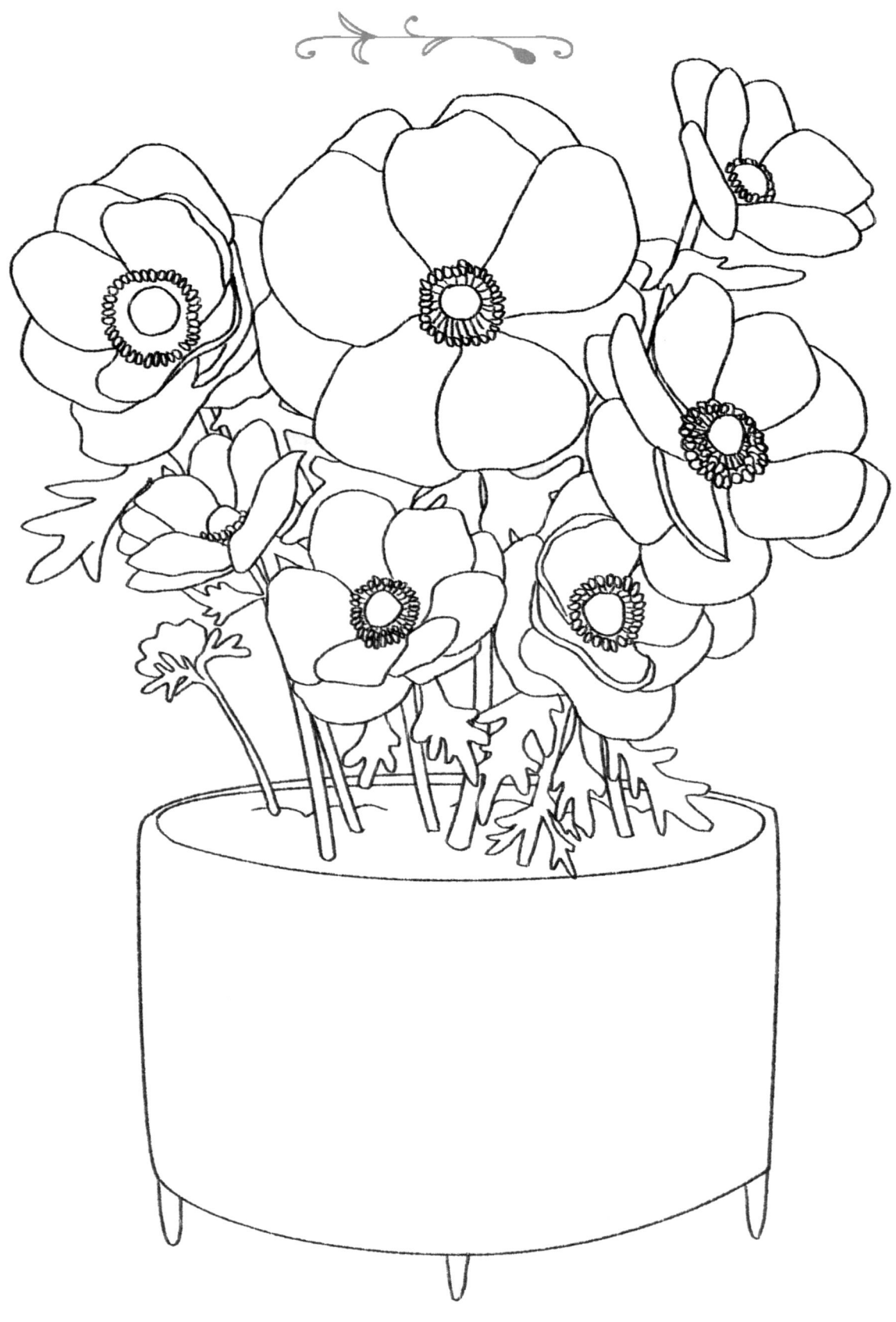

식물을 길러본 적이 있나요?

산림욕에 사용되는 편백나무

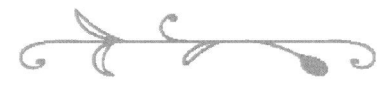

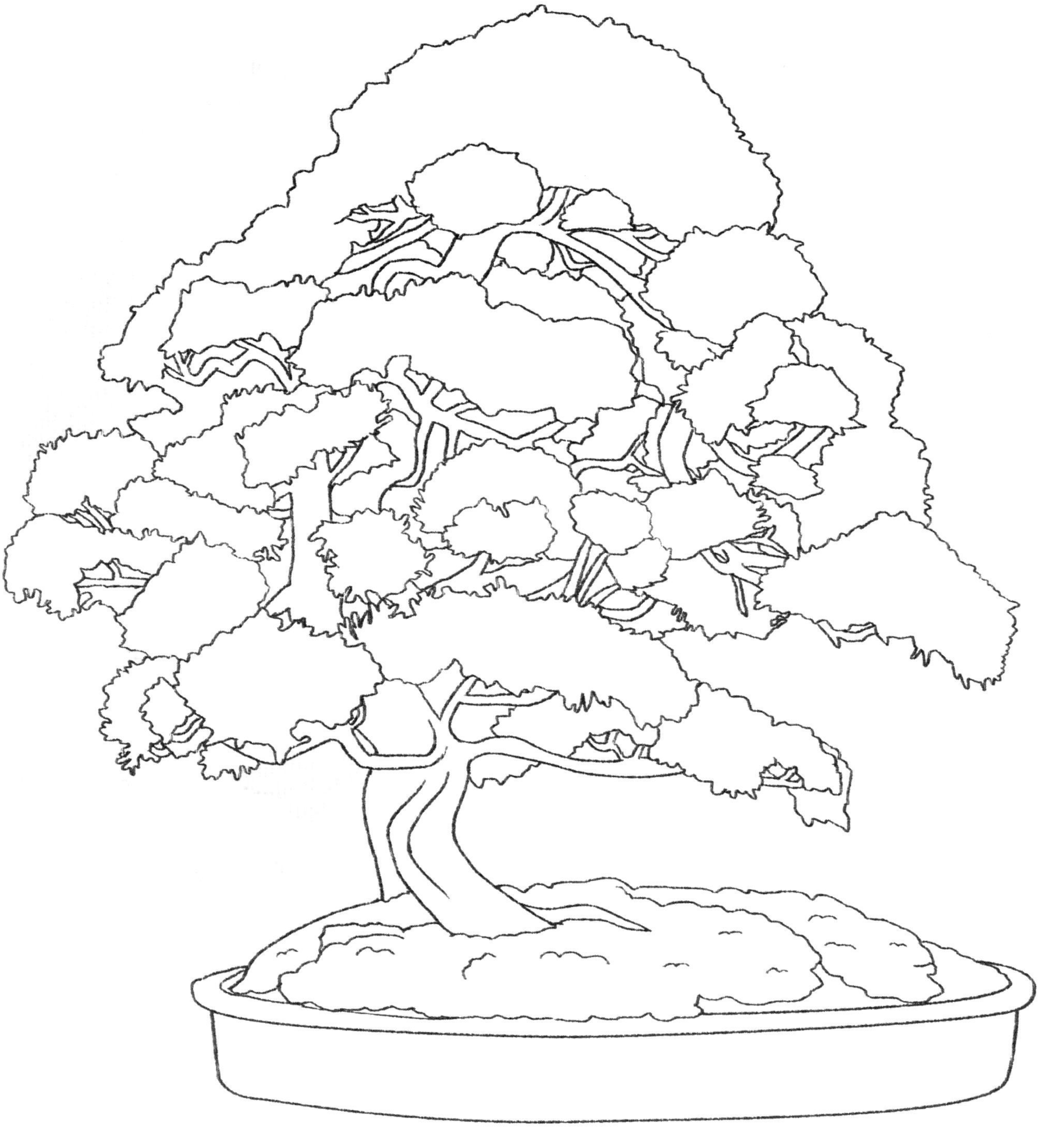

나무가 많은 길을 산책하면 어떤 기분이 드나요?

화려한 꽃 색의 제라늄

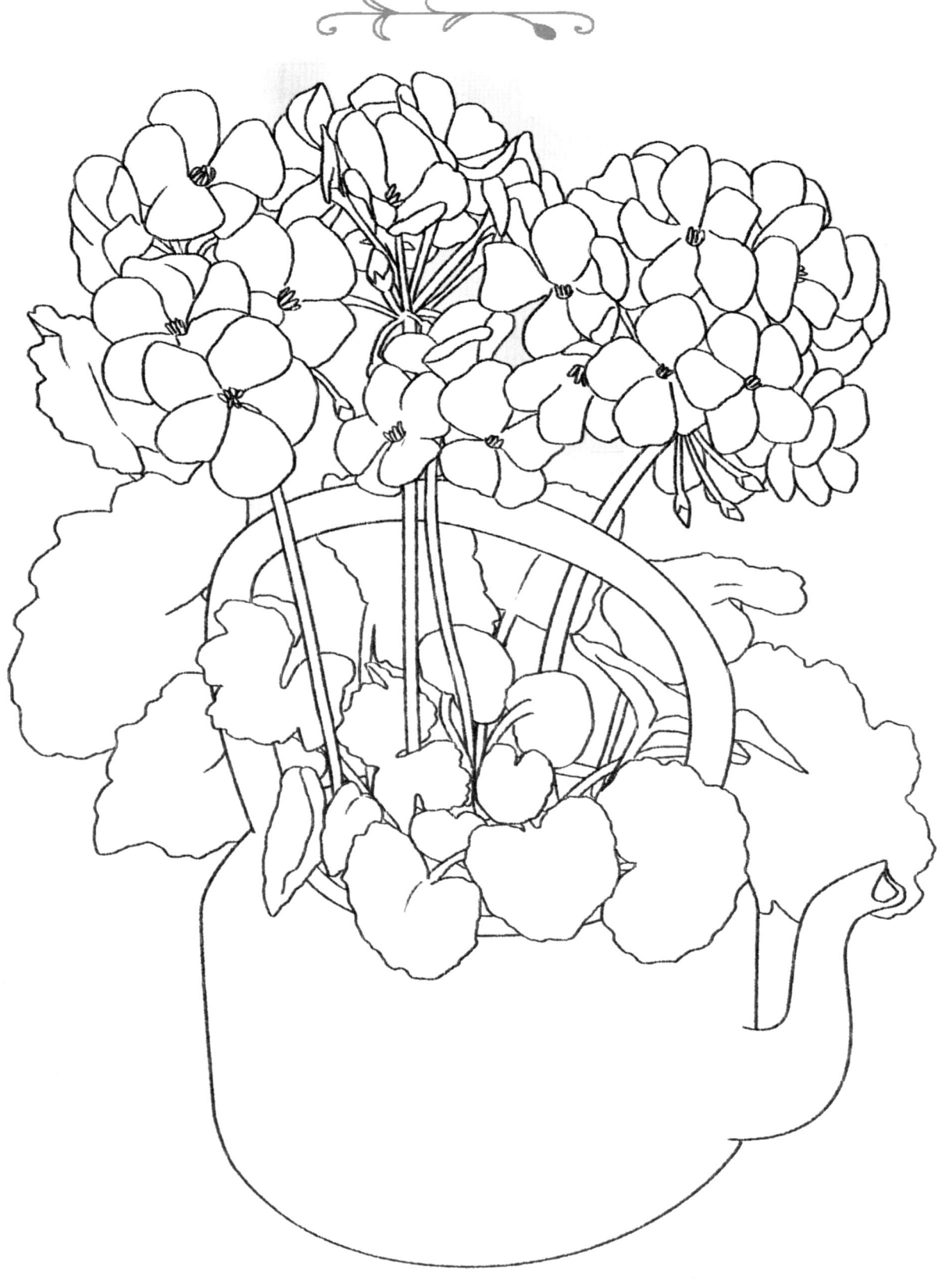

내가 가장 좋아하는 식물은 무엇인가요?

황색 꽃이 피는 마리골드

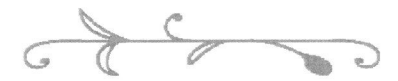

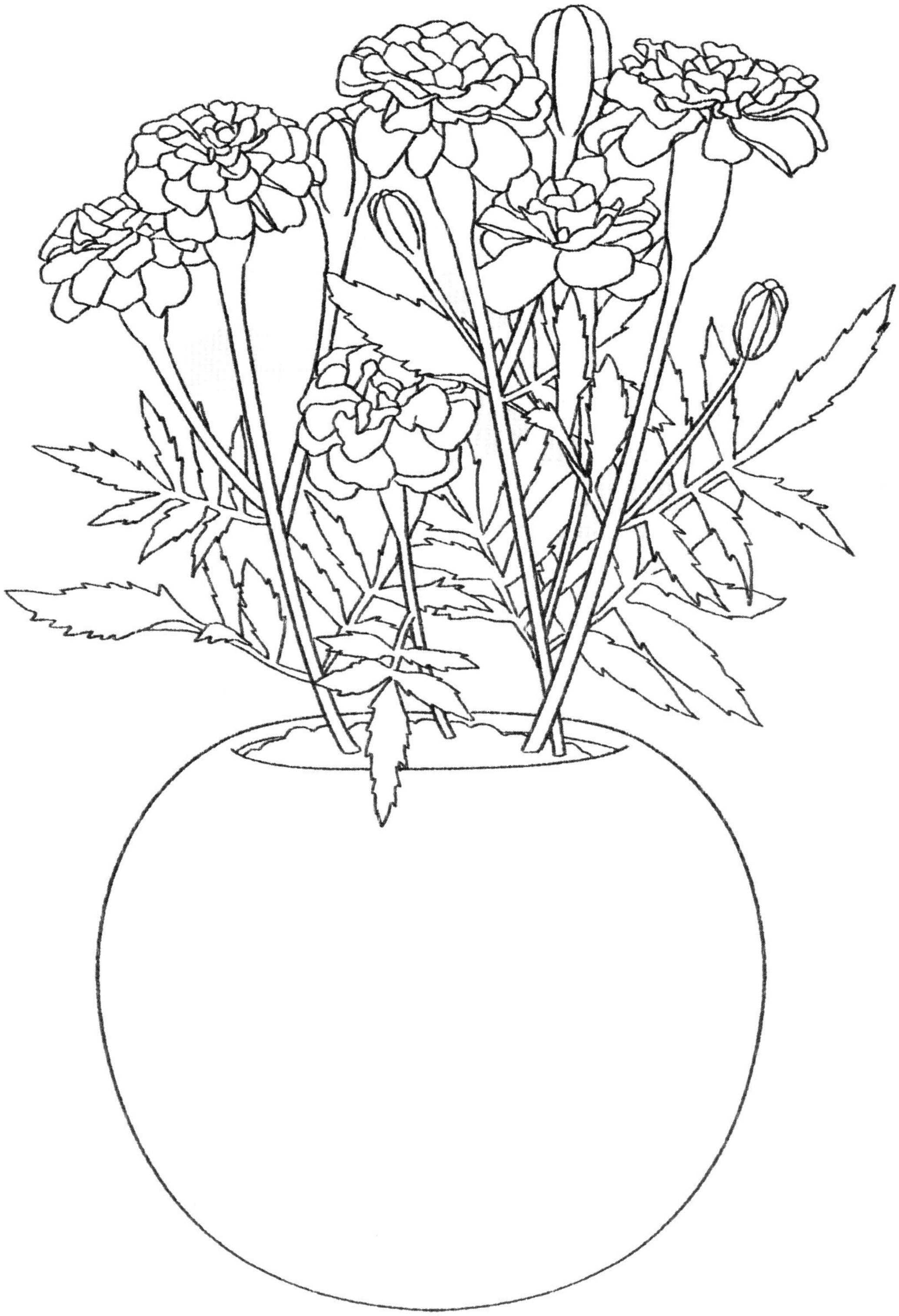

마리골드를 바깥에서 본 적이 있나요?

공기정화 식물, 홍학꽃

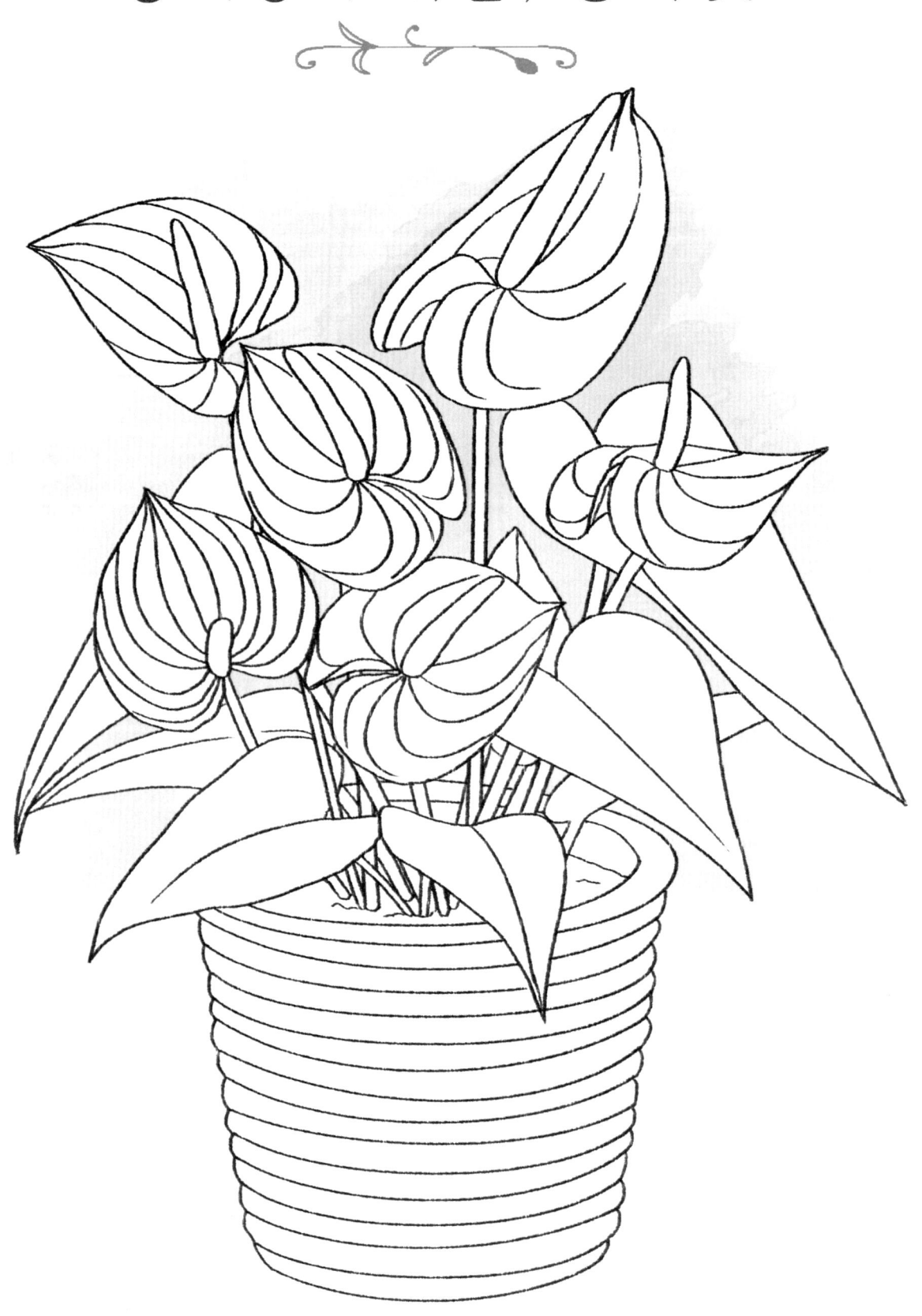

식물을 기를 수 있다면 무엇을 기르고 싶나요?

대중적인 꽃, 거베라

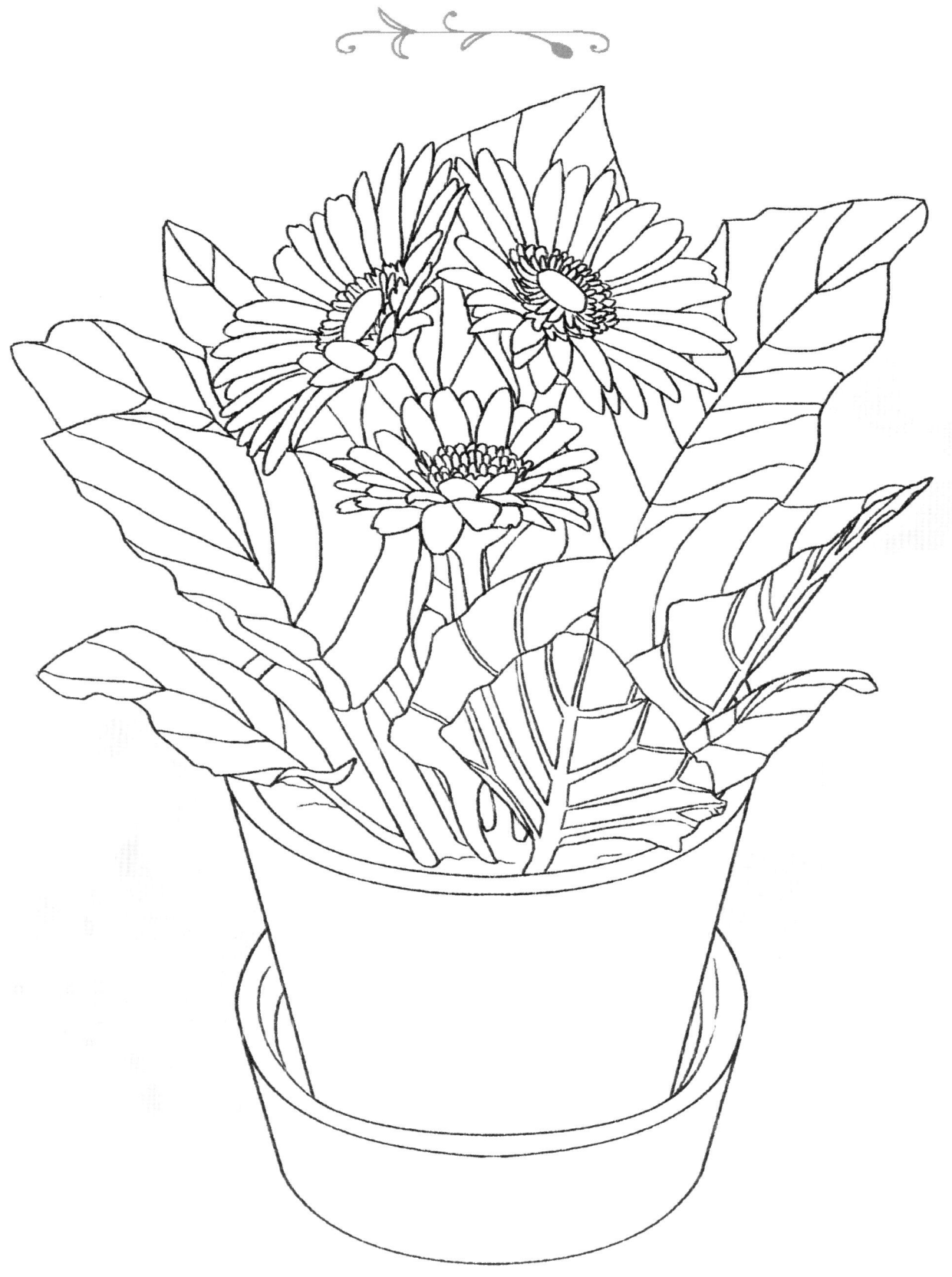

식물을 선물 받거나 선물해 본 적이 있나요?

자줏빛 꽃잎의 엉겅퀴

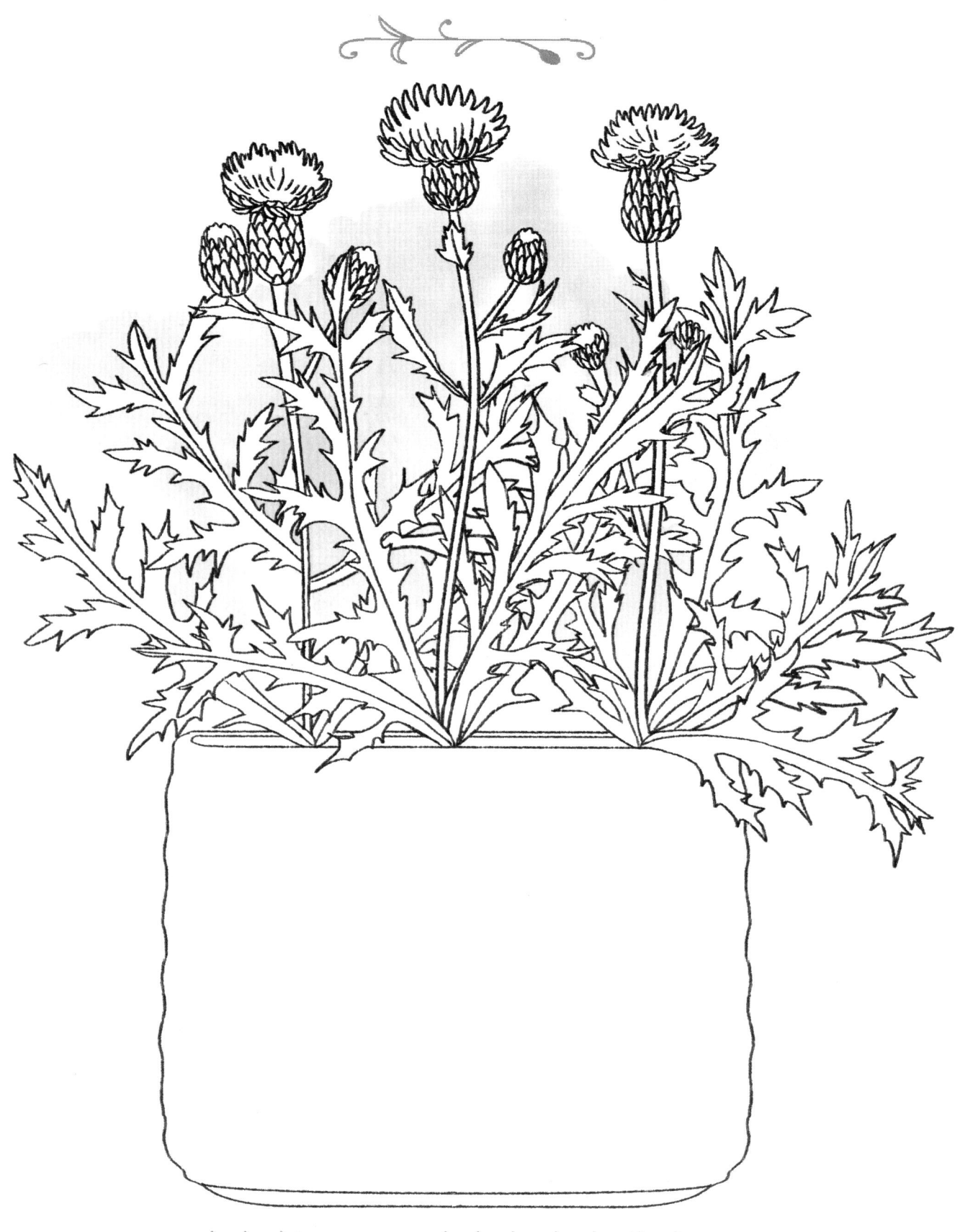

엉겅퀴는 주로 어디서 많이 봤나요?

차로도 쓰이는 수레국화

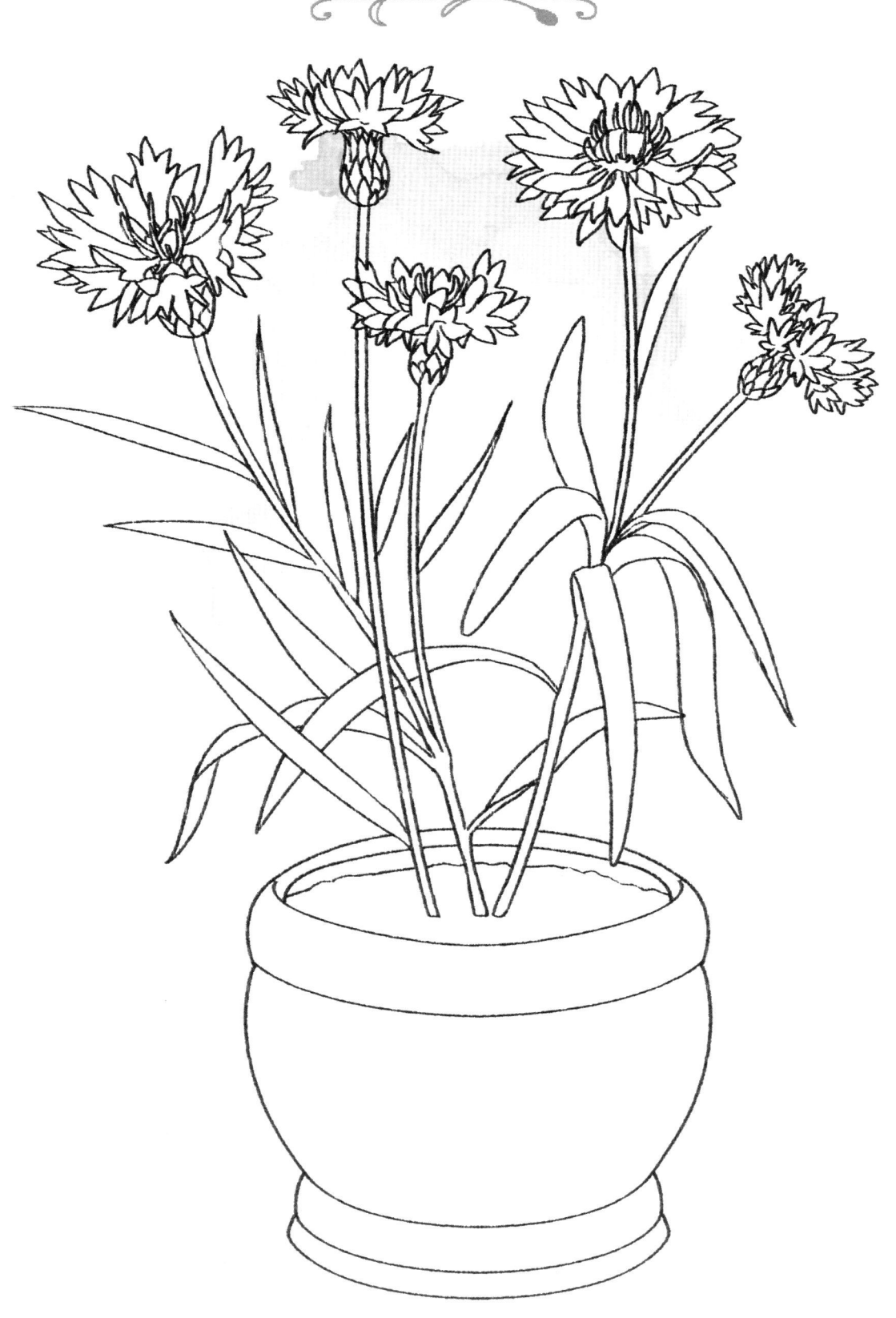

가장 최근에 차를 마신 건 언제인가요?

천년란으로도 불리는 산세비에리아

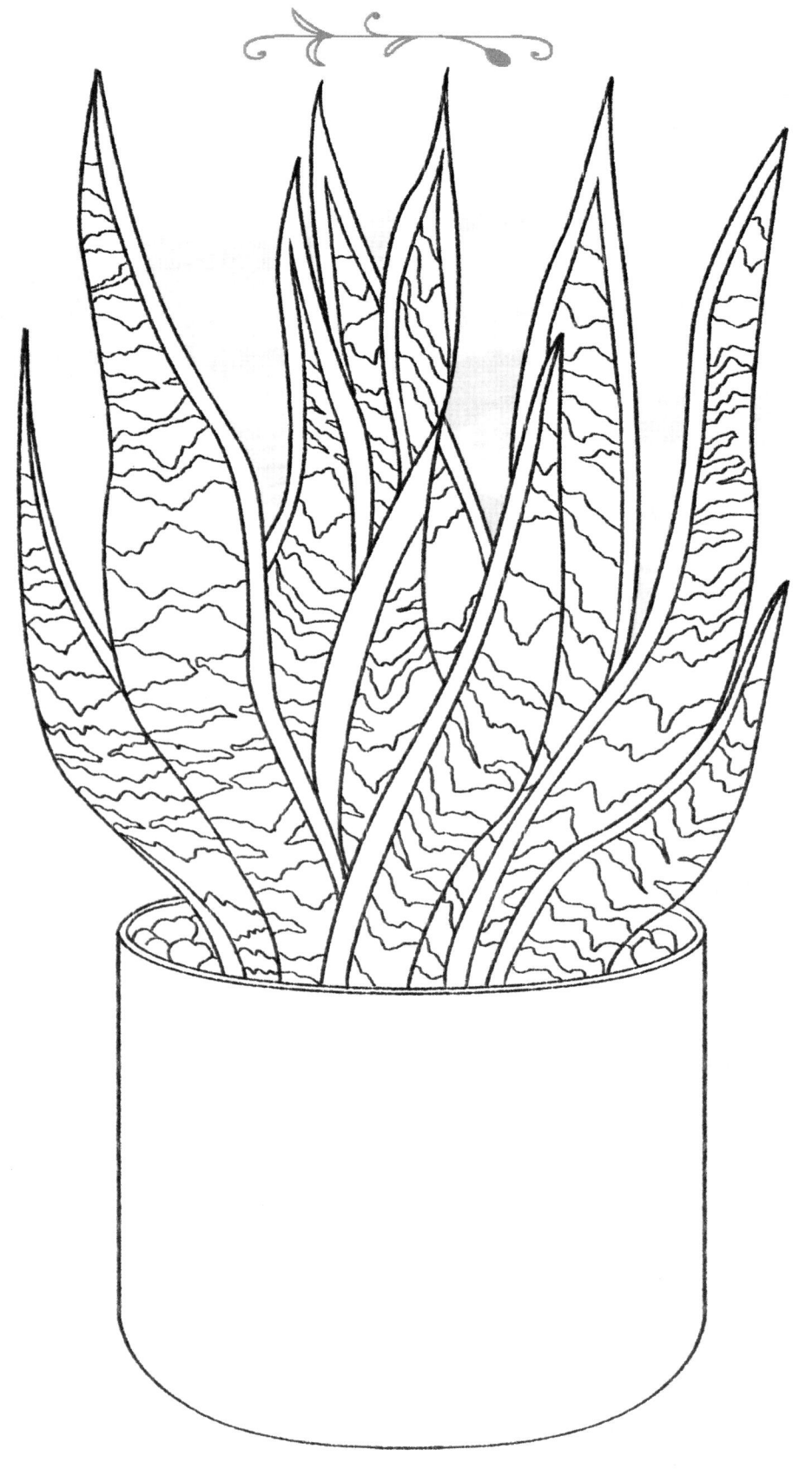

꽃집에서 식물을 구매해 본 적이 있나요?

삼색제비꽃, 팬지

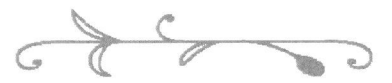

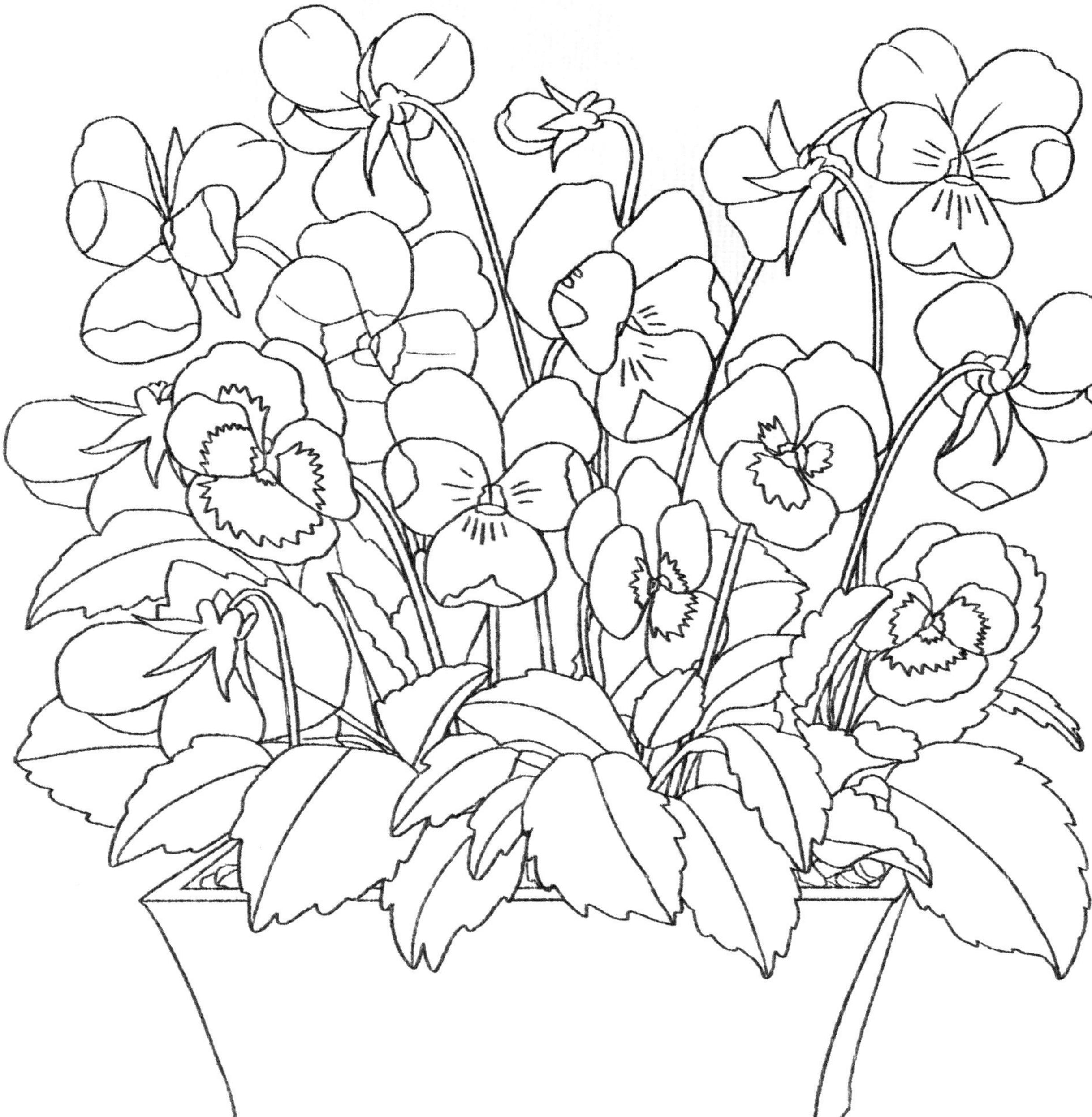

식용 꽃으로 만든 요리를 드셔본 적이 있나요?

화려한 라눙쿨루스

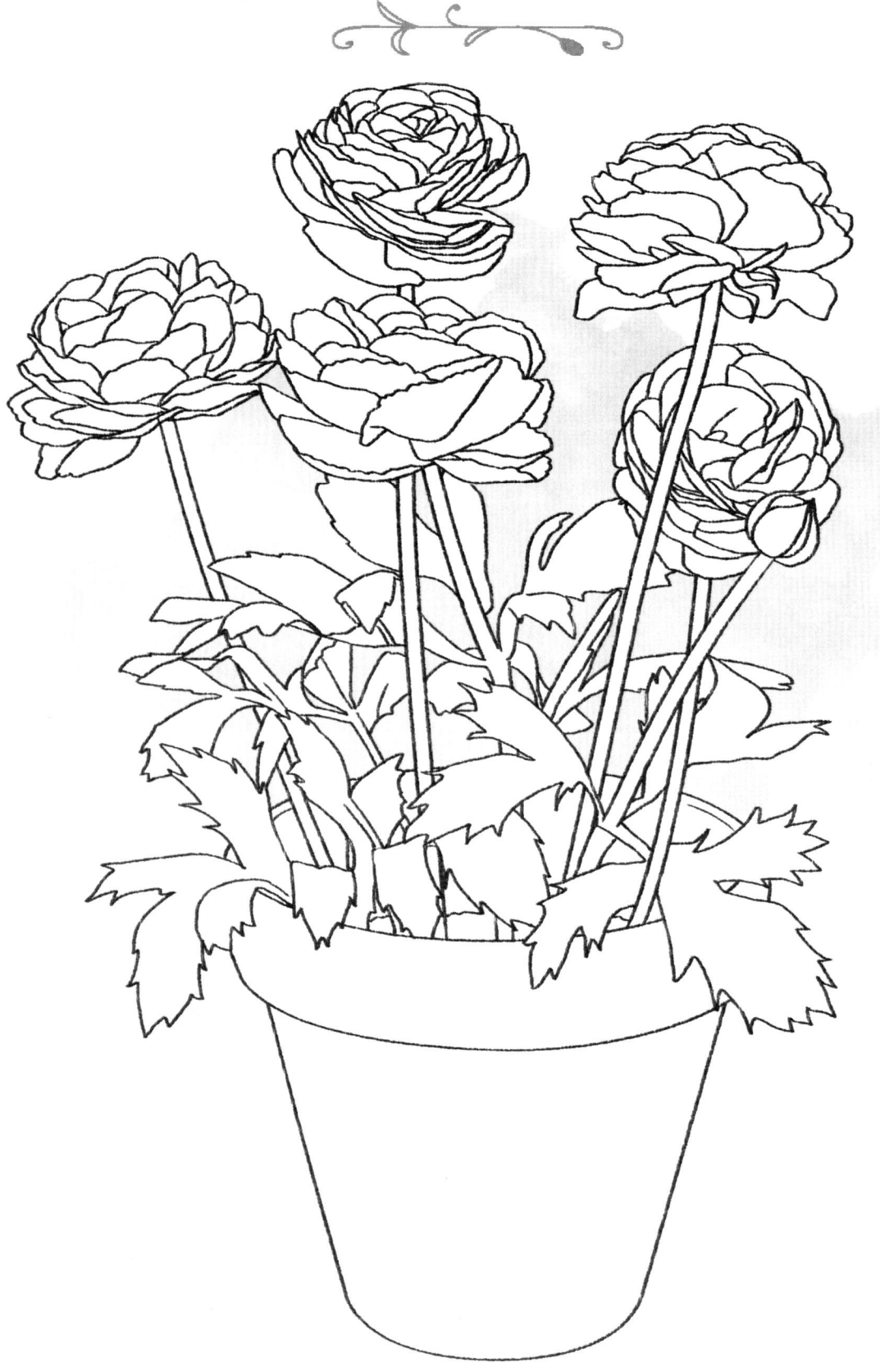

꽃다발과 관련된 추억이 있나요?

대나무처럼 생긴 개운죽

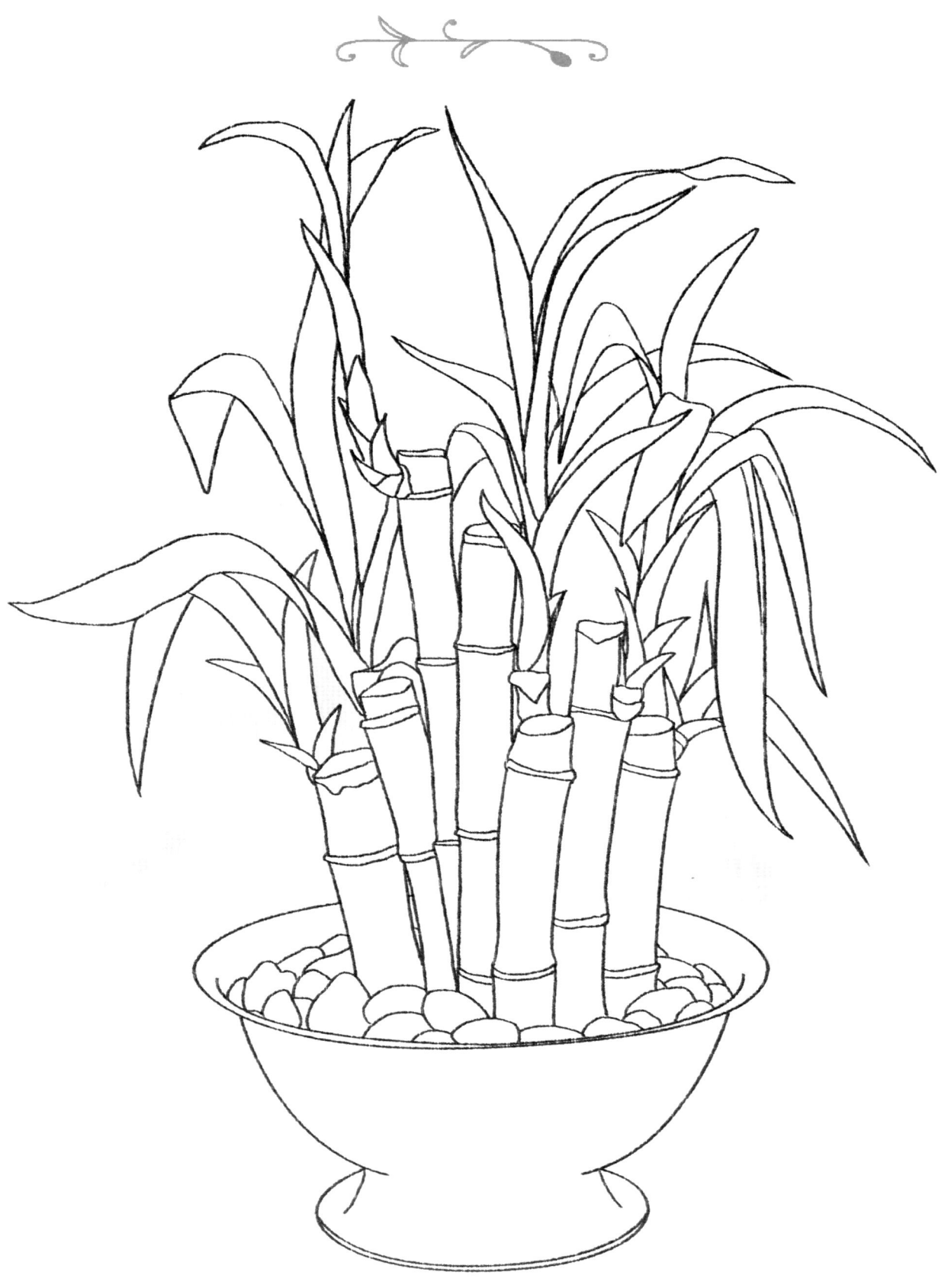

생김새가 서로 비슷한 모양의 식물을 말씀해 보세요.

화려한 꽃을 가진 아마릴리스

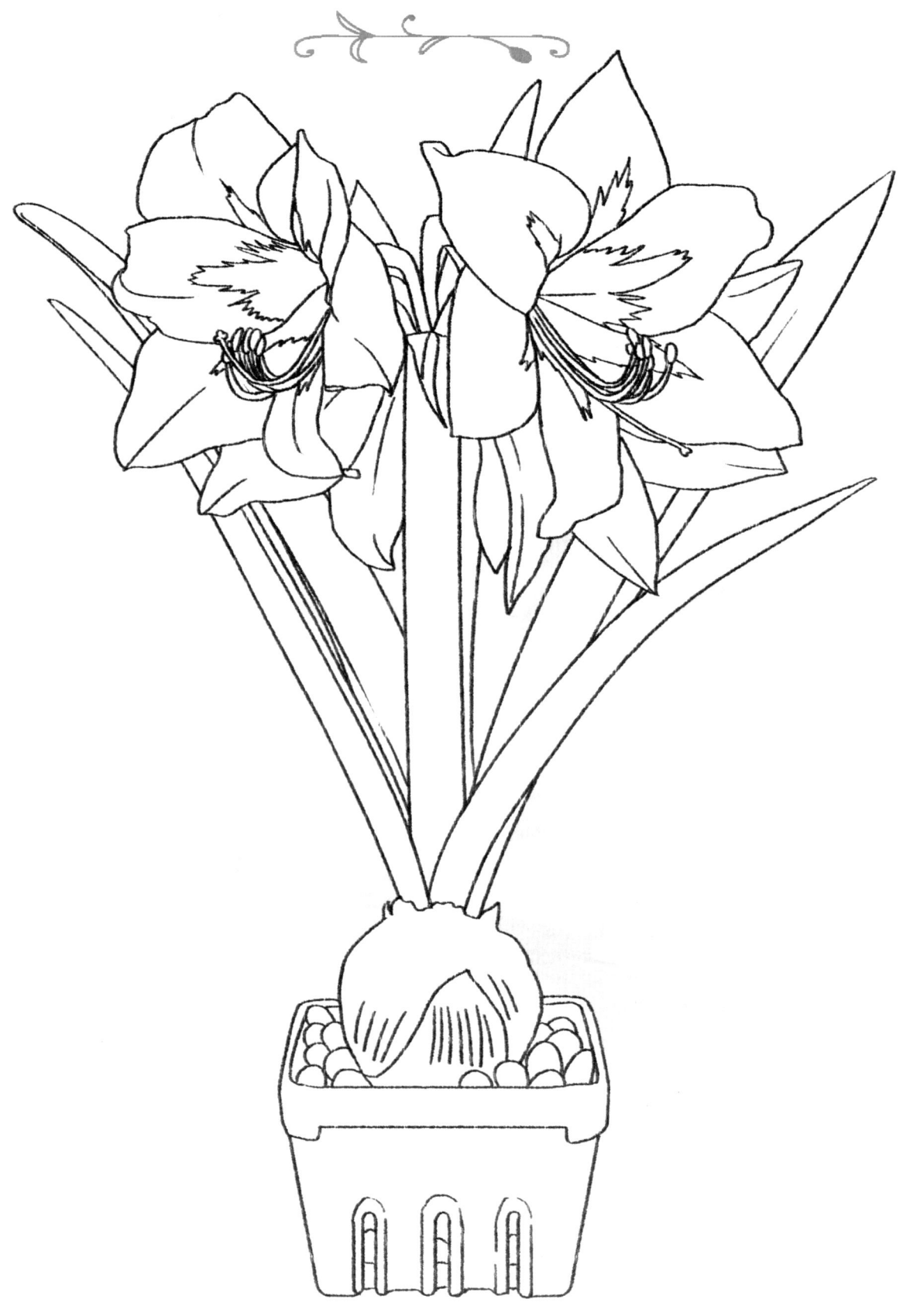

내가 선물 받고 싶은 식물이 있나요?

크리스마스 장식화, 포인세티아

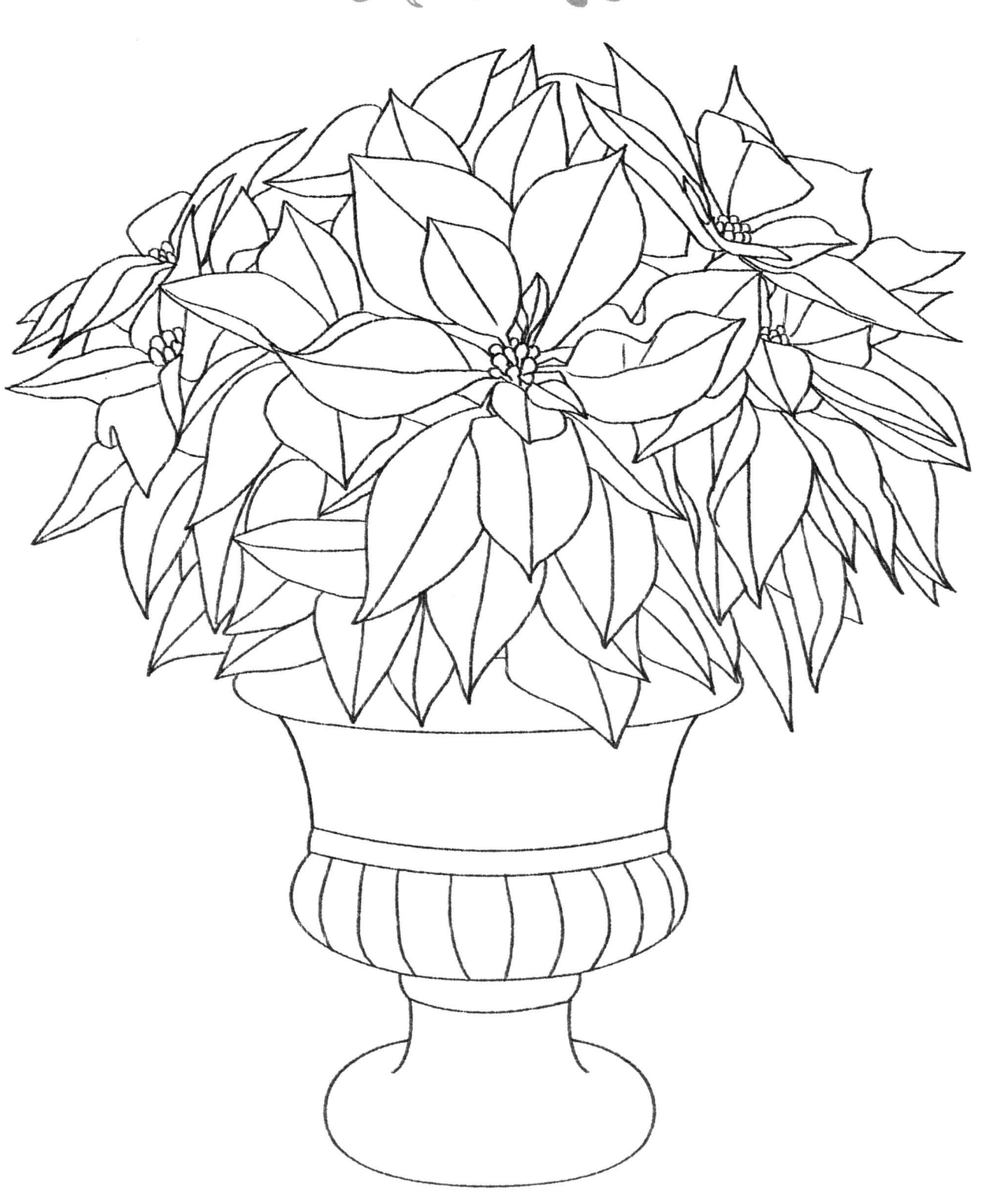

크리스마스에 포인세티아 장식을 본 적이 있나요?

관상용으로 쓰이는 구근베고니아

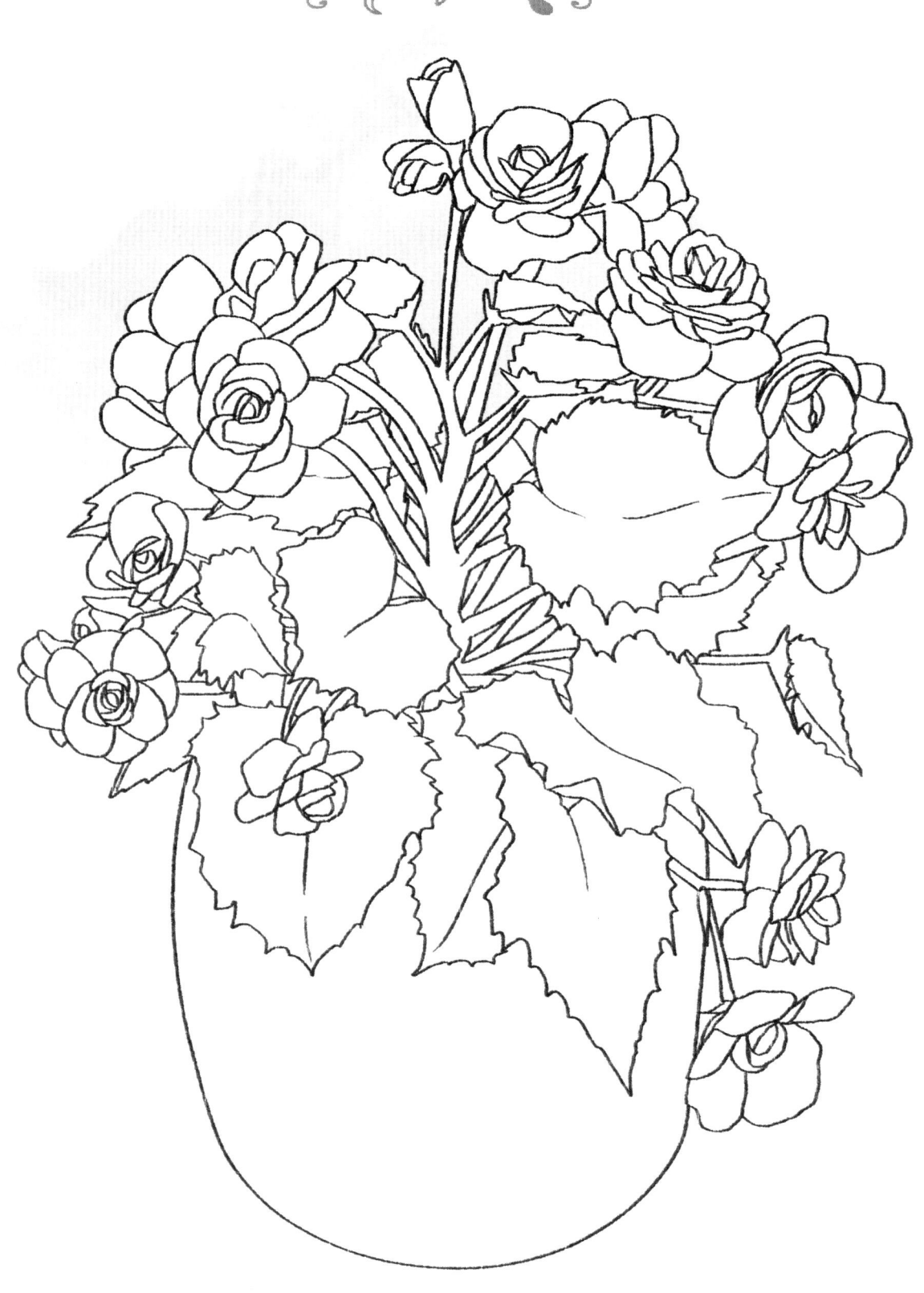

식물원에 가본 적이 있나요?

덩굴성 식물, 스킨답서스

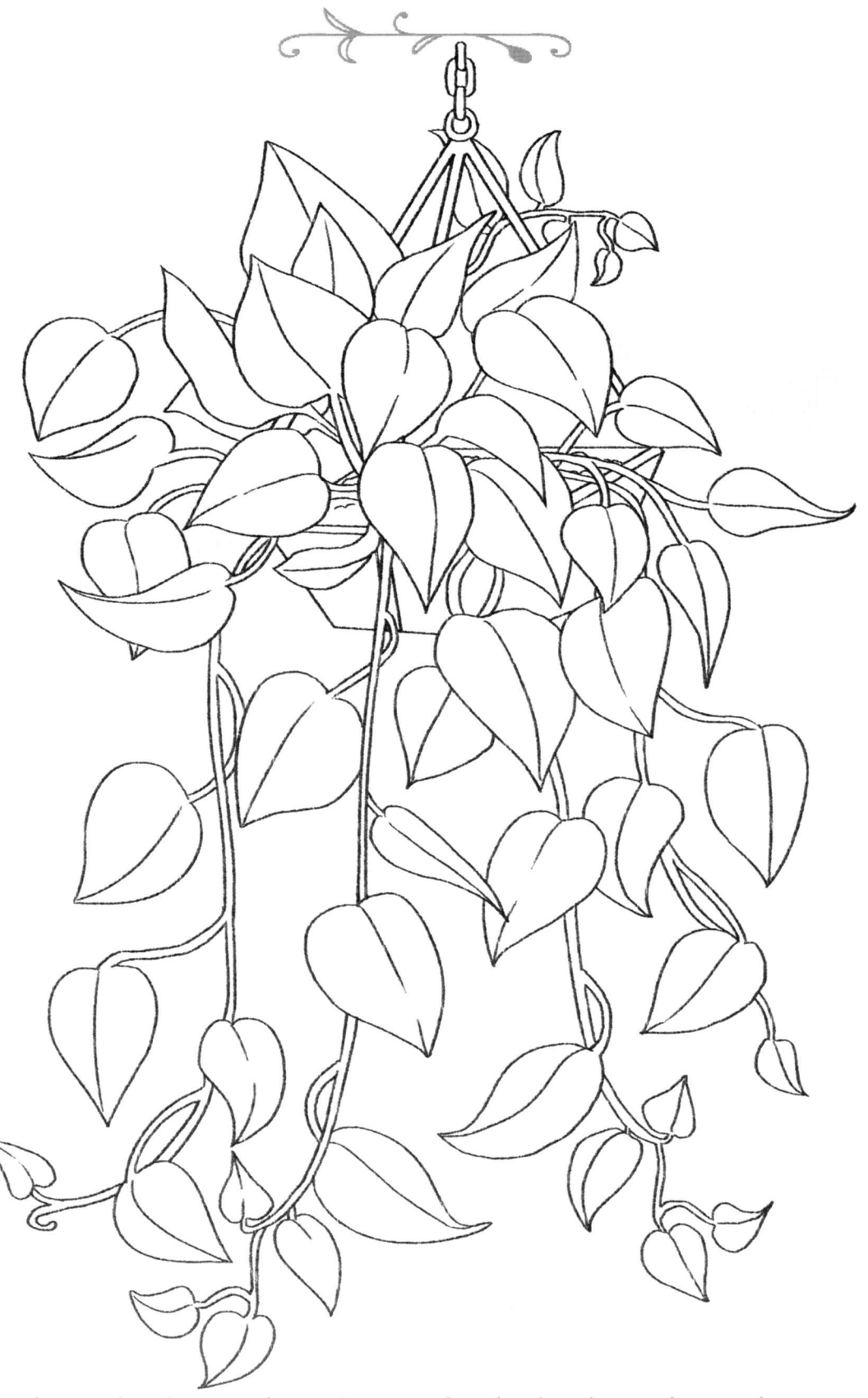

예쁘게 가꾼 식물을 보면 어떤 기분이 드나요?

화사한 꽃의 군자란

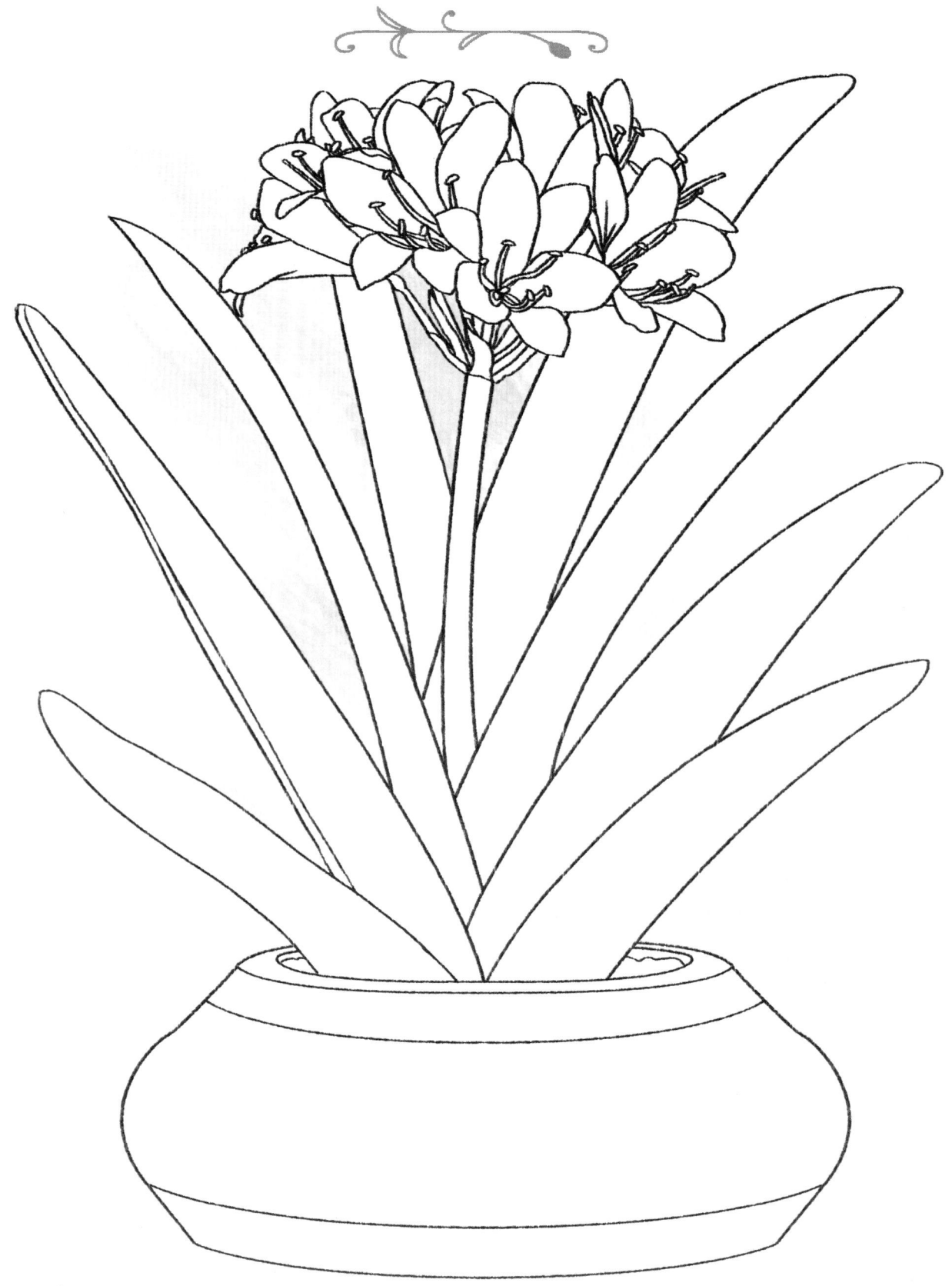

최근에 마음에 드는 식물을 발견해 본 적이 있나요?